HYGIÈNE PUBLIQUE

PAR

JEAN DEHAMME

Auditeur au Conseil d'État

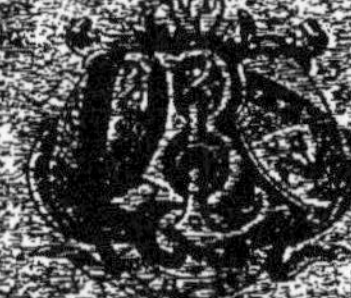

PARIS

BERGER-LEVRAULT ET Cie, LIBRAIRES-ÉDITEURS

5, RUE DES BEAUX-ARTS, 5

MÊME MAISON À NANCY

1885

LA RÉFORME

DE

L'HYGIÈNE PUBLIQUE

PAR

JEAN DEJAMME

Auditeur au Conseil d'État.

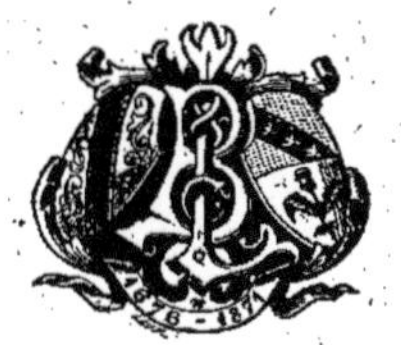

PARIS

BERGER-LEVRAULT ET Cⁱᵉ, LIBRAIRES-ÉDITEURS

5, RUE DES BEAUX-ARTS, 5

MÊME MAISON A NANCY

—

1885

NANCY, IMPRIMERIE BERGER-LEVRAULT ET Cie

LA

RÉFORME DE L'HYGIÈNE PUBLIQUE

Les questions d'hygiène publique sont plus que jamais à l'ordre du jour, en raison des événements récents qui ont ramené sur ce sujet les préoccupations du Gouvernement et des sociétés scientifiques. Notre pays était parvenu à se préserver du terrible fléau qui avait éclaté en Orient et qui avait sévi sur l'Égypte d'une manière si redoutable ; le souvenir des précautions prises à cette époque par le service sanitaire maritime est encore présent à tous les esprits ; et c'est certainement grâce aux droits conférés à l'administration par la législation spéciale rendue sur cette matière (loi du 7 mars 1822 et décret du 22 février 1876) que la France a pu être préservée de la contagion. Mais qu'est-il arrivé un an plus tard ? Le choléra est venu se déclarer dans notre pays même ; sans que les hommes de science puissent en découvrir l'origine, sans qu'on ait pu trancher la controverse sur le point de savoir s'il s'agissait du choléra *asiatique* ou du choléra *sporadique*, la maladie, avec tous ses symptômes parfaitement caractérisés, a frappé cruellement nos grandes villes du Midi et a pénétré jusqu'au cœur du pays en atteignant la capitale, où, fort heureusement, elle ne fit qu'un petit nombre de victimes eu égard à l'immense population de Paris et aux inquiétudes que le fléau avait causées à son approche.

Ce grave avertissement a ramené les préoccupations sur les questions d'hygiène publique. Pendant que la maladie sévissait, les municipalités des villes atteintes, qui ont fait preuve en cette occasion d'un zèle digne d'éloges, se sont efforcées de prendre toutes les mesures possibles pour en empêcher le développement ; les pouvoirs conférés par nos lois à l'administration se trouvaient présenter un intérêt plein d'actualité ; ces tristes circonstances, en mettant ces pouvoirs à même de fonctionner, ont ainsi permis de constater les points sur lesquels ils sont insuffisants, et ont suggéré l'idée de certaines réformes dont notre législation sur l'hygiène publique serait susceptible.

I.

Lorsqu'on étudie la marche des diverses maladies qui peuvent atteindre l'homme, il est particulièrement intéressant de rechercher quels sont les individus frappés par le mal, dans quels milieux ils sont placés, quelle est leur habitation, leur manière de vivre, quel est leur travail ordinaire ; cette statistique permet en effet de trouver, sinon la véritable cause de la maladie, au moins les circonstances qui en accompagnent d'ordinaire l'éclosion ; et en empêchant ces circonstances de se reproduire, on peut espérer que le mal trouvant des organismes moins bien préparés à en recevoir les atteintes, ses ravages diminueront notablement. Or, l'étude de la dernière épidémie de choléra, de même que les observations portant sur les diverses maladies les plus répandues et notamment sur la fièvre typhoïde, a montré que le fléau frappait particulièrement les individus placés dans de mauvaises conditions hygiéniques, surtout en ce qui concerne le logement. Si l'épidémie a été si meurtrière à Toulon, c'est que la majeure partie des rues de cette ville sont étroites et tortueuses, que la négligence des habitants y laisse accumuler les immondices ; qu'en outre, la plupart des maisons sont vieilles, mal construites, dépourvues de cours, manquent d'air et de lumière, et que, par suite, les logements insalubres y abondent. A Paris, les cas se sont déclarés, pour l'immense majorité, dans des quartiers de tout temps considérés comme malsains, à cause du peu de largeur et du mauvais entretien des voies ; et les immeubles principalement atteints, ainsi que l'ont constaté les ingénieurs de la ville de Paris dans les visites dont ils ont été chargés, présentaient presque tous des causes d'insalubrité, provenant de leur construction défectueuse, de leur mauvaise aération ou de la négligence des habitants. Il faut certainement attribuer la bénignité relative du fléau aux grands travaux de voirie qui ont rempli d'air et de lumière la plus grande partie de la capitale.

Que résulte-t-il de ces affirmations incontestables, appuyées sur l'expérience ? C'est qu'avec une bonne hygiène publique, et parti-

culièrement avec une bonne hygiène des constructions, puisque c'est
de là que dépendent principalement les conditions atmosphériques
des villes, on peut rendre les maladies beaucoup moins redoutables.
Certes, bien des pas ont déjà été faits dans cette voie ; les causes
d'insalubrité sont bien moins répandues qu'autrefois ; aussi la durée
moyenne de la vie humaine s'est accrue. Mais le dernier mot est loin
d'être dit sur la question, et nous en recevons de temps à autre de
sinistres avertissements.

Nous nous proposons de rechercher, dans cette étude, les améliora-
tions dont est susceptible l'organisation de l'hygiène publique en
France ; et, par conséquent, nous avons à poser deux questions : 1° n'y
a-t-il pas lieu de modifier les services de l'hygiène publique en eux-
mêmes, c'est-à-dire d'apporter des changements à l'organisation des
agents et des conseils qui y sont préposés ? 2° Ces autorités sont-elles
armées de pouvoirs suffisants pour sauvegarder ce grand intérêt de
la santé publique, et ne doit-on pas rendre plus parfaite notre législation sur les pouvoirs conférés à l'administration en cette matière ?

Pour voir les points sur lesquels il y a des progrès à réaliser, il est
nécessaire de mettre en lumière l'état actuel de l'hygiène publique
dans notre pays.

II.

La principale autorité chargée de veiller à la salubrité publique est
le maire. La loi du 14 décembre 1789, celle des 16-24 août 1790,
avaient confié ce soin aux administrations municipales de la manière
la plus étendue ; leurs termes, très généraux, font rentrer le soin d'assurer la salubrité publique dans les attributions de police des municipalités. La nouvelle loi du 5 avril 1884 reproduit, dans son article 97,
ces termes généraux. Le maire est donc investi de pouvoirs très étendus en matière de salubrité. C'est ainsi que la jurisprudence de la
Cour de cassation a déclaré légalement pris des arrêtés par lesquels
les maires interdisaient les dépôts d'immondices à proximité des
maisons [1], défendaient d'élever dans les villes des animaux dont le
séjour peut répandre des émanations nuisibles [2], prescrivaient cer-

1. Cass. 6 oct. 1832.
2. Cass. 6 févr. 1807.

taines mesures à l'égard des écuries et étables, ou interdisaient la vente de matières corrompues, telles que les chrysalides des vers à soie [1], dont on cherche quelquefois à tirer parti pour la nourriture des porcs, ou réglementaient, soit la vidange des fosses d'aisances, soit le rouissage du chanvre.

Certes, le maire est mieux placé que tout autre pour connaître les causes d'insalubrité qui peuvent exister dans la commune confiée à sa vigilance ; mais il peut ne pas posséder les connaissances spéciales nécessaires pour prendre des mesures intelligentes, et il y a à redouter de la part de cette autorité locale, deux excès contraires : il peut arriver que les citoyens soient frappés arbitrairement de mesures inutiles, ou que l'autorité municipale reste inactive ; dans le premier cas, les intérêts particuliers, dans le second, les intérêts généraux de la salubrité publique sont en souffrance. Aussi, certaines matières ont été enlevées aux autorités municipales par des textes particuliers, notamment en ce qui concerne les ateliers et manufactures insalubres. La loi du 21 septembre 1791 avait maintenu les anciens règlements qui existaient sous l'ancien régime ; et les maires, en vertu de leurs pouvoirs de police, se trouvaient investis du droit de les faire appliquer. Ce sont les deux inconvénients contraires que nous avons signalés plus haut, l'arbitraire et l'incurie des autorités municipales, qui ont motivé le décret du 15 octobre 1810, enlevant aux maires la compétence absolue en cette matière. Mais la jurisprudence a reconnu que le maire a néanmoins le droit d'imposer, en vue de la salubrité, certaines conditions aux industriels qui exploitent ce genre d'établissements, par exemple, en ce qui touche l'écoulement des eaux insalubres ; le droit de police municipale s'exerce en effet sur ces industriels comme sur tout citoyen.

Parmi les établissements auxquels s'applique le décret de 1810, nous devons mentionner les abattoirs communaux ; ce sont des établissements insalubres au premier chef, mais dont l'existence est nécessaire à l'alimentation publique. Ils méritent une mention spéciale, parce que l'autorité administrative n'a pas seulement à les surveiller ; elle doit en provoquer la création. Il est, en effet, utile à tous les points de vue de créer dans une ville un abattoir public qui permette de supprimer les tueries ou abattoirs particuliers et de réunir toutes les causes d'in-

---

1. Cass. 12 juin 1828.

salubrité dans un seul établissement organisé avec les soins nécessaires. Les abattoirs publics sont rangés d'ailleurs dans la première classe des établissements insalubres ; ils doivent être éloignés des habitations particulières ; les tueries, à cause des nécessités pratiques, n'ont pu être rangées que dans la deuxième, c'est-à-dire que l'éloignement des habitations n'en est pas rigoureusement exigé. Mais l'ordonnance du 15 avril 1838 décide que la création dans une ville d'un abattoir communal entraîne de plein droit la suppression des abattoirs particuliers. Toutes les grandes villes, en général, ont créé des abattoirs communaux ; mais dans bien des localités, existent encore des tueries qui sont souvent très nuisibles à la salubrité publique. Il est du devoir des maires et des conseils municipaux, de remédier à cet état de choses ; d'autant plus que les communes peuvent se rembourser des frais de construction et d'entretien des abattoirs au moyen d'une taxe sur les animaux amenés. Les préfets ont été invités, par des circulaires ministérielles, à user de leur influence pour que toutes les villes créent des abattoirs. Il serait à désirer qu'une loi intervînt sur cette question, pour rendre obligatoire cette création dans les villes d'une certaine importance et pour contraindre les petites communes à se syndiquer en vue de la construction et de l'exploitation d'un établissement commun.

La législation spéciale sur les logements insalubres a été inspirée principalement par le motif que, les pouvoirs généraux du maire présentant peu de garanties pour la propriété privée, la jurisprudence s'était efforcée de les limiter. La Cour de cassation et le Conseil d'État considéraient souvent les maires comme excédant leurs pouvoirs lorsqu'ils ordonnaient des travaux intérieurs dans les habitations. La conséquence de cette jurisprudence était que, partout en France, les logements insalubres abondaient au moment où M. de Melun prit, à l'Assemblée nationale, l'initiative de la proposition qui devint la loi du 13 avril 1850. Mais cette loi est bien imparfaite : elle laisse au conseil municipal la liberté de nommer ou de ne pas nommer de commission, et lorsqu'une commission a été nommée, ce qui n'a lieu que dans deux villes, Paris et Lille, elle est désarmée à l'égard des logements habités par le propriétaire, l'usufruitier ou l'usager ; de tels logements peuvent former des foyers d'infection sans que l'autorité ait aucun moyen d'y porter remède.

D'autres attributions conférées au maire par la loi des 16-24 août 1790 sont restées exclusivement dans ses attributions. Telle est la surveillance des denrées alimentaires mises en vente. C'est ainsi que, par les soins des autorités municipales, ont été organisés dans les villes des services d'inspection de la boucherie, de la charcuterie, etc.

Au maire incombe également, « le soin de prévenir par des précautions convenables, et de faire cesser par la distribution des secours nécessaires..., les maladies épidémiques ou contagieuses, les épizooties, en provoquant, s'il y a lieu, l'intervention de l'autorité supérieure ». Lorsqu'une épidémie se déclare, c'est donc au maire qu'il appartient de prendre les mesures nécessaires pour en arrêter les ravages. Pendant la dernière épidémie cholérique, les municipalités de nos villes du Midi, à Toulon, à Marseille, ont fait preuve de beaucoup de zèle pour combattre le fléau ; malheureusement, les pouvoirs donnés au maire, si étendus qu'ils soient, sont mal définis et ne permettent pas toujours de réprimer d'une manière efficace l'incurie des habitants. En ce qui concerne les épizooties, nous avons une législation spéciale, la loi du 21 juillet 1881 : ne pourrait-on pas édicter également une loi spéciale pour les épidémies, et définir, à l'égard des maladies contagieuses des hommes, les mesures de désinfection et d'isolement que l'autorité administrative aurait le droit de prendre ?

Nous venons d'étudier en général les pouvoirs des municipalités. Nous ne pouvons passer sous silence l'organisation spéciale de l'hygiène publique dans la ville de Paris, qui présente un intérêt tout particulier à cause de sa situation de capitale et du chiffre de sa population. Le régime municipal de Paris a entraîné une complication assez grande dans les services d'hygiène publique. En vertu du décret du 10 octobre 1859, qui a opéré un partage d'attributions entre le préfet de la Seine et le préfet de police, celui-ci a conservé, il est vrai, la plus grande partie des attributions que l'arrêté du 12 messidor an VIII lui avait conférées en matière de salubrité ; mais un certain nombre d'attributions ont passé au préfet de la Seine : la petite voirie qui comprend le balayage de la voie publique, le curage des égouts, les fosses d'aisances. La loi du 13 avril 1850, en donnant au conseil municipal le droit de nommer une commission des logements insalubres, a eu pour effet de placer le service dans les attributions du préfet de la Seine. Il en résulte qu'à Paris, les causes d'insalubrité intérieures et inhérentes au logement sont de la compétence de la préfecture de la Seine, tandis que les causes extérieures sont du ressort de la préfecture de police. Ce partage de compétence peut entraîner de sérieux inconvénients. Il est certain que c'est la préfecture de police qui dispose principalement des moyens d'informations ; supposons-la informée d'un cas de maladie contagieuse, la préfecture de la Seine pourra ne pas en être instruite ou n'en avoir connaissance que tardivement, et pourtant c'est à elle qu'il appartiendra de faire assainir le logement, si l'on a lieu de croire que la maladie provenait de son insalubrité. Nous rencontrons, dans l'administration municipale de Paris, le défaut de centralisation en matière sanitaire ; nous le rencontrerons dans l'administration centrale.

Remarquons, avant de quitter les services municipaux d'hygiène, que si les pouvoirs de l'autorité municipale sont très étendus, les arrêtés par elle pris ne sont pas sanctionnés d'une manière bien sévère ; les infractions ne donnent lieu, en effet, qu'aux peines de l'article 471 du Code pénal pour toutes les matières régies par les arrêtés seuls. Il peut y avoir, en outre, condamnation à des dommages-intérêts envers les particuliers lésés par le contrevenant, mais il faut pour cela que ces particuliers introduisent une action civile.

III.

Le préfet a également des attributions en matière de salubrité ; il a certaines attributions spéciales en matière d'ateliers insalubres (D. 15 octobre 1810) et en matière d'épizooties (L. 21 juillet 1881) ; il a de plus un pouvoir général, mais ce pouvoir général est beaucoup moins étendu que celui du maire : il est, en effet, limité par ce dernier. Les administrations départementales ont reçu pourtant de la loi des 22 décembre 1789-8 janvier 1790, la charge de veiller au maintien de la *salubrité*, de la sûreté et de la tranquillité publiques ; mais la jurisprudence, antérieurement à la loi du 5 avril 1884, avait toujours formellement déclaré que les arrêtés pris par les préfets étaient illégaux s'ils ne satisfaisaient pas à la double condition d'être applicables à toutes les communes du département et d'avoir pour objet des mesures intéressant, non pas seulement les habitants de la commune où elles sont prises, mais ceux d'autres communes du département[1]. C'est ainsi que la Cour de cassation a décidé que le préfet n'a pas le droit de réglementer le balayage de la voie publique ou le commerce

1. Cass. 28 août 1858, 28 juin 1861, 6 novembre 1863.

des engrais, ces mesures n'intéressant que les habitants de la commune où elles sont prises. Mais elle a décidé que le préfet pouvait interdire les dépôts de fumiers ou d'immondices à proximité des habitations, une pareille mesure étant susceptible d'intéresser les habitants des communes voisines. Toutefois, on ne reconnaissait pas au préfet le droit de prendre une mesure de salubrité dans certaines communes déterminées, quand même cette mesure intéresscrait d'autres communes ou le département tout entier. La loi du 5 avril 1884 a conféré expressément ce droit au préfet ; il peut l'exercer *même à l'égard d'une seule commune*, après une mise en demeure au maire restée sans résultat (art. 99). Ainsi le préfet pourrait ordonner, à la place du maire, l'assainissement d'une mare répandant des exhalaisons nuisibles ; cette mesure est applicable dans une seule commune, mais n'intéresse pas seulement les habitants de la commune où elle doit être prise. Le texte même ne distingue pas suivant que la cause d'insalubrité que l'arrêté aurait pour objet de faire disparaître, exercerait son influence sur une ou plusieurs communes, et la Chambre des députés a même repoussé un amendement de M. Goblet qui consacrait expressément cette distinction. Mais la Chambre n'a pas prétendu abolir la différence qui existe, par la nature même des choses, entre les pouvoirs du maire, chargé de la police municipale, et ceux du préfet, investi de la police générale du département. Nous remarquerons néanmoins que cette distinction est assez délicate en matière de salubrité, car il est difficile de classer les causes d'insalubrité, suivant qu'elles n'intéressent que les habitants d'une commune ou qu'elles sont susceptibles de porter préjudice aux communes environnantes. Nous avons cité l'exemple d'une mare insalubre ; mais le manque de propreté de la voie publique, auquel on remédie par le balayage, ne peut-il pas occasionner dans la commune des maladies qui se répandraient ensuite dans le voisinage ?

Toujours est-il que la loi de 1884 a étendu les pouvoirs des préfets en leur permettant de prendre des mesures de salubrité dans certaines communes déterminées et de se substituer ainsi aux autorités municipales négligentes. Cette extension de leurs pouvoirs leur impose une responsabilité beaucoup plus grande. Mais il est à craindre qu'en l'absence d'un service d'hygiène fortement constitué, les pouvoirs préfectoraux ne sauvegardent pas mieux les intérêts de la salubrité que les pouvoirs municipaux.

IV.

Étudions maintenant les attributions de l'autorité centrale. Le chef de l'État a un pouvoir réglementaire général. De plus, certaines lois particulières ont conféré au Gouvernement des pouvoirs spéciaux en certaines matières. C'est ainsi que la loi du 3 mars 1822 charge le chef de l'État de déterminer par décrets : 1° les pays dont les provenances doivent être habituellement ou temporairement soumises au régime sanitaire ; 2° les mesures à observer sur les côtes, dans les ports et rades, dans les lazarets et autres lieux réservés ; 3° les mesures extraordinaires que l'invasion ou la crainte d'une maladie pestilentielle rendrait nécessaire sur les frontières de terre *ou dans l'intérieur.* Cette loi et le décret du 22 février 1876, qui l'a complétée, ont organisé le service sanitaire maritime d'une manière beaucoup plus parfaite que ne le sont en général les autres services d'hygiène publique. Le littoral est divisé en circonscriptions ; à la tête de chacune d'elles est placé un directeur, sous l'autorité duquel se trouvent des agents sanitaires. Des conseils spéciaux, les conseils sanitaires, délibèrent et donnent leur avis sur les questions qui intéressent ce service. Toute cette administration, dont les pouvoirs sont parfaitement définis, est placée sous l'autorité du ministre du commerce.

La loi du 3 mars 1822 est spéciale à la police sanitaire maritime ; elle a pour but d'empêcher les provenances des pays étrangers où règnent des maladies contagieuses d'apporter chez nous ces maladies. Mais les mots « ou dans l'intérieur », que nous avons soulignés, confèrent certainement au chef de l'État certains droits afin d'empêcher la propagation des épidémies qui viendraient à se déclarer dans l'intérieur du pays. Le Gouvernement pourrait donc ordonner des quarantaines terrestres, soumettre la circulation des individus et des marchandises à certaines conditions, et, ce qui mérite d'être remarqué, ce texte permet sans aucun doute au Gouvernement de se substituer aux autorités municipales si elles n'exercent pas avec une activité suffisante les attributions que les lois leur confèrent en cas d'épidémie. Ce droit de l'autorité centrale a fait l'objet, à la Chambre des députés, d'une interpellation de M. Paul Bert, dans la séance du 24 juillet 1884. Cette interpellation avait pour but de demander au ministre du commerce si le Gouvernement n'avait pas l'intention d'user de son droit en raison de l'épidémie de choléra, non pas pour ordonner des cordons sanitaires ou des quarantaines terrestres, mais pour intervenir auprès des municipalités afin d'assurer les mesures de désinfection et d'isolement. Le ministre a répondu que des conseils et des instructions avaient été adressés aux municipalités, mais que le Gouvernement ne prétendait pas se substituer à elles; en conséquence, il a demandé et obtenu l'ordre du jour pur et simple. Les pouvoirs très vastes et mal définis présentent cet inconvénient, que souvent on recule quand il s'agit d'en user.

Le service sanitaire maritime est placé dans les attributions du ministre du commerce. C'est également de ce ministre que dépend la presque totalité des autres services d'hygiène publique; et pourtant, on ne voit pas trop quels sont les rapports de l'hygiène avec le commerce. D'ailleurs, il existe un service d'hygiène qui a été placé au ministère de l'intérieur : c'est la protection des enfants du premier âge, organisée par la loi du 23 décembre 1874. On a considéré qu'il y a là une question d'assistance, que l'administration vient au secours de l'enfant en nourrice de même qu'elle pourvoit aux besoins des pauvres et des malades indigents, et que, par suite, la protection des enfants du premier âge doit être rattachée au ministère chargé de l'assistance publique. Au contraire, la loi du 19 mai 1874 a fait dépendre du ministère du commerce l'inspection du travail des enfants et des filles mineures employés dans l'industrie. Mais ces deux services ne concourent-ils pas absolument au même but, la protection de la vie et de la santé de l'enfant? La loi du 23 décembre, dans son article 1er, commence par préciser l'intérêt qui l'a inspirée : « Tout enfant âgé de moins de deux ans, qui est placé moyennant salaire en nourrice, en sevrage ou en garde, devient par ce fait l'objet d'une surveillance de l'autorité publique, ayant pour but de protéger sa vie et sa santé. » Or, cette déclaration de principe pourrait tout aussi bien s'appliquer à la protection des enfants dans l'industrie : ils sont également et dans le même but l'objet d'une surveillance de l'autorité publique. Pourquoi alors ces deux lois ont-elles placé dans des mains différentes les deux services qu'elles ont respectivement organisés?

Le pouvoir central joue en matière d'hygiène publique un rôle très important en ce qui concerne les travaux d'assainissement; sans parler du desséchement des marais, c'est, en effet, le Gouvernement qui, sous la forme de décrets rendus en Conseil d'État sur le rapport du ministre de l'intérieur, ordonne les travaux de voirie qui, dans les villes, contribuent si puissamment à améliorer la salubrité publique. C'est ce qui résulte des lois des 16 septembre 1807, 3 mai 1841 et du décret-loi du 26 mars 1852 qui donne, en outre, à l'administration le droit de comprendre dans l'expropriation la totalité des immeubles atteints par l'ouverture d'une voie nouvelle, lorsque les parcelles restantes ne sont pas d'une étendue ou d'une forme qui permette d'y élever des constructions salubres. Ce décret-loi, spécial aux rues de Paris, a été rendu applicable à un assez grand nombre d'autres villes, par décrets délibérés en Conseil d'État, en vertu de la délégation qu'il contenait. D'autre part, la loi du 13 avril 1850 prévoit, dans son article 13, que, dans le cas où l'insalubrité est le résultat de causes extérieures et permanentes, on peut agir par voie d'expropriation pour exécuter des travaux d'ensemble [1].

Une question très intéressante est celle du droit pour l'autorité centrale d'ordonner des travaux de salubrité à la charge d'une commune, malgré la résistance de celle-ci. Nous avons vu que l'administration municipale n'est pas souveraine pour refuser de prendre des mesures de police ; l'est-elle davantage pour refuser des travaux d'assainissement engageant les finances communales ? Non, car l'article 35 de la loi du 16 septembre 1807 donne le droit au Gouvernement de les ordonner à sa place, en autorisant, s'il y a lieu, la commune à faire contribuer à sa décharge, en vertu des articles 36 et 37 de la même loi, les propriétaires auxquels les travaux procurent des avantages. Toute-

---

1. Le décret qui doit intervenir peut donc, suivant les cas, s'appuyer sur les uns ou les autres de ces textes. Toutefois, le Conseil d'État est d'avis qu'il faut éviter de viser l'article 13 de la loi du 13 avril 1850, lorsqu'il s'agit d'une opération de voirie présentant un caractère d'utilité générale au point de vue, non seulement de la salubrité, mais de la circulation. Le décret préparé et adopté par le Conseil d'État, en juillet 1878, qui a ordonné l'assainissement du quartier Martainville à Rouen vise tous les textes cités plus haut. C'est qu'il ne suffisait pas, dans cette espèce, de percer de nouvelles voies : il fallait exproprier un grand nombre de masures situées en dehors des nouveaux tracés et qui se trouvaient dans des conditions d'hygiène déplorables, manquant d'air et de lumière et construites sur un sol humide et vaseux. Il était donc nécessaire de prévoir l'application à certains immeubles des lois sur l'expropriation, et à d'autres de la loi sur les logements insalubres (Décret du 10 août 1878). Mais pour le percement de l'avenue de l'Opéra, qui pouvait être considéré également comme un travail d'assainissement, puisqu'il se liait à la suppression du quartier entassé et malsain de la Butte-des-Moulins (D. 27 juin 1876), et de même, pour le relèvement du quartier Marbœuf (D. 28 juillet 1881), le Conseil d'État a supprimé le visa de la loi de 1850, parce qu'il a considéré que les lois sur l'expropriation armaient l'administration de pouvoirs suffisants, et qu'il valait mieux ne pas l'inviter à appliquer la législation des logements insalubres : cette application aurait pu rencontrer des difficultés, l'insalubrité ne tenant pas, comme dans l'affaire de Rouen, à la nature même du sol.

fois, les applications sont assez rares : nous citerons un décret du 6 août 1874 ordonnant, aux frais de la ville de Valenciennes (Nord), la confection d'une voûte sur le canal des Carmes, qui, par ses émanations, avait causé une épidémie de fièvre typhoïde ; et encore, dans cette espèce, le conseil municipal, qui s'était d'abord montré opposé à l'opération, s'était décidé ensuite à voter une somme de 2,500 fr., en vue de la dépense. Un autre exemple plus remarquable est l'assainissement de la Double, dans le département de la Dordogne, en 1876. Un décret a ordonné les travaux en les mettant à la charge de la commune de Lajemaye, sauf le droit, pour celle-ci, de réclamer le concours des propriétaires retirant des avantages immédiats de l'opération.

V.

Nous avons étudié les pouvoirs des agents auxquels sont confiés les intérêts de l'hygiène publique. Auprès de ces agents, ont été placés des conseils pour les éclairer de leurs avis ; ce sont les conseils d'hygiène de département et d'arrondissement, et le comité consultatif d'hygiène publique. Dans notre étude sur l'état actuel des services d'hygiène, nous semblons reléguer ces conseils au second plan ; c'est qu'ils jouent en effet un rôle des plus effacés. Ce n'est pas qu'ils ne soient composés d'hommes très compétents ; ils comptent souvent parmi leurs membres des sommités scientifiques. Ce n'est pas non plus que l'arrêté du 18 décembre 1848, qui a institué les conseils d'hygiène, ne les ait appelés à donner leur avis sur un grand nombre de questions. Il suffit de lire l'article 9 de cet arrêté pour voir combien le champ de leurs attributions est étendu ; mais ces attributions sont purement consultatives ; les conseils d'hygiène n'apportent à l'administration que des avis qu'elle n'est pas obligée de suivre et qui sont trop souvent méconnus. D'ailleurs, ces conseils ont vu leurs attributions réduites par diverses lois spéciales ; la loi du 13 avril 1850 a transféré aux commissions de logements insalubres le soin de veiller à la salubrité des constructions, soin que l'arrêté de 1848 avait placé dans les attributions des conseils d'hygiène. D'autre part, les lois de 1874 ont organisé des services d'inspection et des commissions spéciales pour la protection des enfants du premier âge et pour la surveillance du travail des enfants employés dans l'industrie ; de telle sorte que les conseils d'hygiène sont privés d'attributions qui, régulièrement, de-

vraient leur appartenir comme rentrant essentiellement dans leur mis-
sion. Il leur reste la propagation de la vaccine, la salubrité des établissements manufacturiers, des écoles, des hôpitaux, casernes, prisons,
etc., les avis sur les travaux publics, sur les travaux d'édilité et de
voirie, l'examen des aliments et des médicaments livrés au commerce,
la distribution des médicaments aux malades pauvres, ce qui constitue
un ensemble très vaste de questions ; mais leurs avis sont rarement
demandés par l'administration et encore moins suivis. M. le Dr Vallin,
dans le rapport qu'il fit, en 1878, au comité consultatif d'hygiène publique, constatait déjà que ces conseils se découragent en voyant qu'ils
ne sont points écoutés, qu'ils s'abstiennent d'envoyer les rapports qui
leur sont prescrits et qu'ils ne tiennent même pas les séances trimes-
trielles auxquelles l'arrêté de 1848 les oblige. Le ministre du commerce, par une circulaire du 30 septembre 1875, avait ordonné la
confection, par chaque conseil, d'un tableau annexé au rapport annuel,
donnant l'énonciation sommaire des rapports spéciaux et indiquant les
mesures prises par les autorités compétentes ; ce tableau eût indiqué
l'état de l'hygiène publique dans chaque région, et la plus ou moins
grande influence des avis du conseil d'hygiène sur les agents adminis-
tratifs ; mais très peu de conseils se sont conformés à cette circulaire.

Quant au comité consultatif d'hygiène publique, établi auprès du
ministre du commerce par l'arrêté du 10 avril 1848, et qui devrait
former une sorte de conseil central de l'hygiène, ses attributions sont
notablement plus restreintes que celles des conseils d'hygiène de département. Il joue un rôle des plus effacés, malgré l'importance et le
talent de ses membres.

Nous aurons à rechercher les moyens de remédier à cet état de
choses et de donner aux corps les plus compétents en matière d'hygiène
l'influence qu'ils méritent et qu'ils exerceraient d'une manière si utile
à l'intérêt public. Contentons-nous d'indiquer, pour l'instant, la raison
qui tient ces conseils à l'écart : c'est qu'ils sont éloignés de l'administration vraiment active, de l'administration qui pourrait apprécier
leurs avis et les mettre à exécution, le ministère de l'intérieur.

VI.

Nous venons de signaler les principales lacunes du système sanitaire
français : absence de centralisation, pouvoirs mal définis, séparation

de l'élément consultatif et de l'élément d'exécution, insuffisance notoire de certaines lois. Jetons maintenant un coup d'œil sur cette même organisation à l'étranger, et voyons si une analyse des services d'hygiène chez les autres peuples de l'Europe ne pourrait pas nous fournir d'utiles enseignements.

S'il est un pays où l'hygiène tienne une place importante, c'est bien l'Angleterre. Il n'est pas une nation, en effet, chez laquelle tout ce qui tend à donner au corps la vigueur et la santé soit plus universellement pratiqué et plus tenu en honneur. Il n'est donc pas étonnant que dans ce pays, les pouvoirs publics se soient préoccupés des questions qui intéressent la salubrité générale. C'est vers le milieu de ce siècle que l'on voit se dégager de la législation anglaise des textes concernant l'hygiène publique. Jusqu'à 1848, l'hygiène était laissée entièrement à l'initiative des autorités locales ; il n'y a pas lieu de s'en étonner, étant données l'importance de la vie municipale en Angleterre et l'individualité que les communes y ont si parfaitement conservée. Mais, malgré les principes qui dominent l'administration anglaise, on comprit que l'intérêt de la santé publique permet et ordonne d'y déroger. En 1848, en effet, sous la menace d'une épidémie de choléra d'autant plus redoutée que celle de 1831 avait laissé présent à tous les esprits le souvenir de ses ravages, le Parlement vota une loi de salubrité publique (*Public Health Act*) : cette loi instituait un conseil de santé, un corps d'inspecteurs et prescrivait des mesures d'assainissement à la charge des villes. Elle fut suivie de plusieurs autres : loi sur les habitations (*Common lodging houses Act*, 1851), sur les logements d'ouvriers (*Labouring classes lodging houses Act*, 1852), sur l'enlèvement des immondices (*Nuisances removal Act*), et contre la propagation des épidémies (*Diseases prevention Act*, 1855).

L'année 1871 fut le début d'une autre période dans l'histoire de l'organisation sanitaire : l'*act* définissant la compétence du gouvernement local (*Local Government Board Act*, 1871), créa sous ce nom une sorte de ministère réunissant des attributions diverses, au nombre desquelles la direction de l'hygiène publique fut placée par une loi postérieure de 1872. L'*act* de 1872 fut lui-même remanié par un autre rendu en 1875 ; ce dernier constitue un véritable code de la santé publique, dont nous allons analyser sommairement les dispositions.

Cette loi institue, dans chaque district, un *Medical officer*, nommé, soit par le *Local Government Board*, soit par les conseils locaux

(*Local Board* ou *Town councils*), suivant que son traitement est à la
charge du budget général ou du budget local ; le *Medical officer*,
choisi parmi les médecins munis de diplômes spéciaux, a pour mis-
sion générale de veiller à la salubrité publique ; mais il ne se borne
pas à faire des rapports ; il est en outre agent d'exécution pour ordonner la répression des contraventions. Il propose des mesures d'assainissement au conseil local qui, en règle générale, adopte ses conclusions. Le *Medical officer* a sous ses ordres un inspecteur, dit *inspector
of nuisances*, qui a pour attributions de rechercher les circonstances
qui peuvent nuire à la salubrité publique et de renseigner le *Medical
officer*. Auprès du conseil est également placé un *surveyor* : c'est un
ingénieur chargé d'étudier et d'exécuter les travaux d'assainissement ;
et un *Public analyst* ou chimiste chargé de vérifier la salubrité des
denrées alimentaires.

L'*act* de 1875 règle les mesures que l'autorité doit prendre dans
les diverses circonstances où la salubrité publique est intéressée. Les
dispositions sur l'assainissement des logements insalubres méritent
d'être citées ; elles s'appliquent, en effet, à tous les logements, quel que
soit l'occupant, propriétaire ou locataire. Mentionnons également les
amendes que la loi édicte contre les personnes atteintes de maladies
contagieuses « qui s'exposent volontairement et sans précautions à répandre leur maladie dans une rue, place publique, boutique, taverne
ou voiture publique ». Enfin, on y détermine les pouvoirs du *Local
Government Board* en cas d'épidémie [1].

Ainsi l'*act* de 1875 a pourvu l'Angleterre d'une organisation sanitaire remarquable, grâce aux agents qu'il institue et aux pouvoirs
qu'il leur confère. On nous objectera que cet *act* pouvait être accepté
ou rejeté librement par les autorités locales. Nous répondons que
l'existence même d'une pareille loi, qui a coordonné tout ce qui intéresse l'hygiène publique, n'est pas peu de chose : elle peut servir
de guide à l'action des autorités municipales qui n'auraient pas jugé
à propos de déclarer qu'elles s'y conformeraient. D'ailleurs, tout porte
à croire que cette loi sera un jour étendue et rendue obligatoire par-

---

1. Voir, sur la législation sanitaire anglaise : W. Douglas Hogg, *la Médecine
publique en Angleterre*. Voir également, sur l'organisation de ces services dans les
pays étrangers : Dr A. J. Martin, *Du Rôle du médecin en hygiène publique*. Le
même auteur a développé cette étude de la législation étrangère dans le tome Ier,
récemment paru, de son ouvrage sur l'*Administration sanitaire*, en cours de
publication à la librairie Masson.

tout. C'est le respect des traditions qui, jusqu'ici, en a fait subordonner l'exécution au bon vouloir des municipalités.

En Italie, la loi du 20 mars 1865 et le règlement du 6 septembre 1874 ont organisé l'hygiène publique, en laissant, il faut le reconnaître, presque toutes les mesures à prendre à l'initiative des municipalités ; mais ces autorités sont tenues d'avoir près d'elles des *medici condotti*. Ces fonctionnaires, nommés par les conseils communaux après concours, ont pour attributions l'assistance médicale des pauvres et, en outre, le service sanitaire : en effet, ils sont de droit secrétaires des commissions municipales d'hygiène, ils sont chargés des rapports sur les questions intéressant la salubrité. Ainsi, les autorités municipales italiennes, grâce aux *medici condotti*, peuvent, comme les autorités municipales anglaises, grâce aux agents portant les titres de *Medical officer, inspector of nuisances,* etc., dont nous venons de parler, être constamment renseignées sur les causes d'insalubrité et mises à même d'y porter efficacement remède. Les grandes villes ont d'ailleurs créé des bureaux d'hygiène dont le fonctionnement a donné les meilleurs résultats.

En Belgique également, bien que la législation sanitaire ne diffère pas sensiblement de la nôtre, on peut voir, par l'exemple du bureau d'hygiène de Bruxelles, les avantages que l'on rencontre à mettre les intérêts de l'hygiène entre les mains d'hommes compétents.

En Allemagne, l'administration sanitaire est encore spéciale aux divers États qui composent l'empire allemand ; mais grâce à la création de l'*Office impérial de santé,* institué à Berlin en 1875, l'unification aura sans doute lieu dans un avenir peu éloigné. Actuellement déjà, il existe partout en Allemagne des fonctionnaires hygiénistes auprès des autorités administratives.

En Autriche, on trouve des autorités consultatives analogues à notre comité consultatif et à nos conseils d'hygiène ; mais, en outre, il existe au ministère de l'intérieur, un *Referent,* véritable directeur de l'hygiène publique, au-dessous duquel sont placés des *Referents* provinciaux. L'organisation de la Hongrie est régie d'une manière analogue par la loi du 8 avril 1876.

En Danemark, en Norwège et en Suède, existe également une direction analogue, confiée à des médecins, qui, depuis le médecin en chef faisant fonctions de directeur, jusqu'aux médecins cantonaux, assurent, par la centralisation du service, une action prompte et efficace.

En Russie, en Roumanie, en Portugal, en Hollande, l'administration est assistée de fonctionnaires médicaux.

Nous pouvons donc dire, en résumé, que le trait principal de l'organisation de l'hygiène publique à l'étranger consiste en ce que les intérêts de l'hygiène sont placés entre les mains d'hommes compétents qui ont l'autorité suffisante pour mettre leurs avis à exécution. Dans tous ces pays, sous une forme ou sous une autre, il existe une *direction* de l'hygiène, et cette direction, il importe de le remarquer, est presque partout au ministère de l'intérieur, c'est-à-dire au ministère actif par excellence pour les affaires de police; et comment sauvegarde-t-on principalement la salubrité publique, si ce n'est par des mesures de bonne police? Chez nous, au contraire, les corps consultatifs qui doivent apporter à la solution des questions d'hygiène leur travail et leurs lumières, dépendent du ministère du commerce; aussi leurs avis ne peuvent pas recevoir la suite qu'ils méritent.

De plus, au point de vue de la législation, dans plusieurs pays, il existe des lois sanitaires beaucoup plus parfaites que les nôtres, en ce qui concerne les logements insalubres, les épidémies, etc. Non seulement l'insalubrité des constructions y est réprimée d'une manière bien plus efficace que chez nous, mais il y existe des lois ou des règlements permettant de prévenir cette insalubrité. Nous citerons les règlements de Bruxelles, de Rome, de Bucharest, qui, de même que la loi anglaise de 1875, soumettent les maisons à certaines conditions en vue de la salubrité publique. En France, en fait de mesures préventives, nous n'avons que les dispositions du décret-loi du 26 mars 1852, applicable à la ville de Paris et aux villes auxquelles, sur leur demande, il a été étendu par décret en Conseil d'État ; ces dispositions permettent à l'administration d'éviter la construction de logements insalubres en comprenant, en cas d'expropriation, la totalité des immeubles atteints, lorsqu'il ne resterait que des parcelles insuffisantes; l'administration municipale peut également, sur la vue du plan et des coupes cotées, que tout constructeur doit fournir, lui imposer certaines conditions ; de plus, à Paris, la hauteur des maisons, la disposition des combles et lucarnes, la dimension des cours et des courettes ont bien été réglementées par décrets particuliers[1], mais cette dernière réglementation est bien insuffisante, si on la compare à ce qui existe dans les villes et les pays dont nous venons de parler. Quelles dispositions règlent chez nous la ventilation des logements, l'installation des lieux d'aisance, qui intéressent à un si haut degré la salubrité ? Il existe à Paris des ordonnances de police sur les garnis[2], mais c'est tout. L'habitation et la location des maisons nouvellement construites, dont les matériaux encore humides rendent le séjour malsain, est généralement surveillée à l'étranger : il n'en est pas de même chez nous.

<h2 style="text-align:center">VII.</h2>

Le but principal de notre étude, auquel nous sommes ramené, était de trouver quelles sont les réformes dont l'hygiène publique en France est susceptible. Nous nous inspirerons, dans cette recherche, des inconvénients que nous avons eu occasion de signaler, des avantages que notre revue des législations étrangères nous a révélés chez les peuples voisins.

La réforme se présente, ainsi que nous l'avons dit en commençant, à un double point de vue : en ce qui concerne l'organisation des services en eux-mêmes, et en ce qui concerne les pouvoirs conférés aux autorités et les obligations imposées aux citoyens, c'est-à-dire la législation sanitaire.

Pour l'organisation même des services d'hygiène publique, nous avons signalé le grand inconvénient qu'elle présente : le défaut de centralisation, la séparation des corps consultatifs et des agents d'exécution. La première réforme à accomplir, c'est de centraliser les services.

De quelle manière devra s'opérer cette centralisation ? Diverses opinions ont déjà été présentées à ce sujet. M. Alphand, directeur des travaux de Paris, a adressé à la Société de médecine publique une note tendant à la création d'un ministère spécial de l'hygiène pu-

---

1. Un décret récent du 13 juillet 1884 régit actuellement cette matière.
2. La dernière est celle du 25 octobre 1883.

blique[1]. La pensée principale de M. Alphand était de réunir les divers services dont nous avons signalé l'incohérence ; aussi, nous pouvons dire qu'il sera, en grande partie, donné satisfaction à son projet par la création d'une *direction de l'hygiène publique*, rattachée à l'administration centrale d'un ministère, et qui ne présentera pas, comme un ministère spécial, l'inconvénient d'exposer l'administration de l'hygiène aux fluctuations de la politique. Il ne sera pas, en effet, toujours facile de placer cette haute direction en bonnes mains, il faudra trouver un fonctionnaire unissant les connaissances administratives au savoir scientifique et surtout médical ; à l'étranger, nous l'avons vu, on a su placer l'hygiène publique entre les mains d'hommes possédant les connaissances spéciales nécessaires à une bonne gestion de ce service. Cette direction constituera un centre où convergeront tous les éléments d'information, rapports et avis du comité consultatif, des conseils de département et d'arrondissement, qui seraient réorganisés sous sa dépendance, et complétés par la création rendue obligatoire de commissions cantonales ou même communales, de façon à ce qu'elle puisse veiller, non pas seulement à l'hygiène des grandes cités, mais à la salubrité de la petite ville et du village.

Mais à quel ministère rattacher ce nouveau service dont nous demandons la création ? La centralisation n'est pas tout, il faut trouver le centre où elle s'opérera utilement. Pour répondre à cette question, il faut nous reporter aux inconvénients que nous avons signalés au cours de notre étude, au sujet du défaut d'influence des corps les plus compétents : les conseils d'hygiène et le comité consultatif. Leurs avis sont peu écoutés : pourquoi ? C'est qu'ils dépendent du ministère du commerce et que les agents d'exécution, préfets et maires, dépendent du ministère de l'intérieur. Les éléments d'exécution et les éléments d'information sont dans des mains différentes. Il faudrait donc rattacher les corps consultatifs à l'administration qui seule est capable de faire exécuter leurs avis, de tenir compte de leurs travaux. Alors on verra les questions d'hygiène, au lieu de languir et d'attendre indéfiniment leur solution, suivre une marche normale et digne de l'intérêt qu'elles présentent. Et maintenant surtout, depuis la nouvelle loi municipale, le rattachement des services d'hygiène au ministère de

---

1. Voir cette note et le rapport du Dr A. J. Martin, auquel elle a donné lieu, dans la *Revue d'hygiène et de police sanitaire* (Masson, éditeur), année 1884, p. 606.

l'intérieur produira un résultat efficace. Nous avons vu que l'article 99 de cette loi permet au préfet de prendre, à défaut du maire, des mesures de salubrité, même dans une seule commune du département. Or, sous l'autorité de qui est placé le préfet ? Sous celle du ministre de l'intérieur. Il dépend sans doute des autres ministres, mais la pratique démontre que c'est le ministre de l'intérieur qui a l'influence la plus active sur les autorités départementales. Nous pouvons alors nous faire une idée de la marche d'une question d'hygiène publique, lorsque les services seront organisés comme nous le demandons, corps consultatifs, commissions communales ou cantonales, conseils de salubrité d'arrondissement et de département, comité central étant rattachés à la direction de l'hygiène publique, celle-ci dépendant elle-même du ministère de l'intérieur. Existe-t-il une cause d'insalubrité dans une commune ? La commission locale fait un rapport au maire en l'invitant à la faire cesser ; si le maire reste inactif, la commission saisit le conseil d'hygiène d'arrondissement, qui fait lui-même un rapport au préfet. Le préfet peut user de son droit à l'égard du maire ; si à son tour, il ne juge pas à propos d'agir, le conseil saisit le comité central qui informe lui-même le directeur, et, par conséquent, le ministre de l'intérieur. Voilà l'affaire centralisée. Le ministre pourra alors se servir de son autorité sur le préfet, et la question arrivera ainsi à solution. Nous ferons une double remarque : en premier lieu, nous avons supposé le cas où, ni l'autorité communale, ni l'autorité départementale ne voudraient agir ; mais le plus souvent, il n'en sera pas ainsi, ces autorités sachant bien qu'elles pourront y être contraintes ; et en second lieu, nous classons toutes les mesures de salubrité parmi celles que le préfet peut prendre en vertu de l'article 99, parce qu'à notre avis, on ne peut jamais considérer l'insalubrité d'une commune comme indifférente aux communes voisines.

Nous avons un deuxième argument à donner en faveur du rattachement que nous proposons. Ce n'est pas seulement au point de vue des mesures de police que ce rattachement serait rationnel et utile, mais aussi en ce qui touche les travaux d'assainissement se traduisant par des dépenses à la charge des budgets départementaux et communaux. Ces budgets, en effet, sont soumis au contrôle de l'administration de l'intérieur : c'est sur le rapport du ministre de l'intérieur qu'interviennent les lois et les décrets autorisant les départements et les communes à emprunter ou à s'imposer extraordinairement. C'est donc ce ministre qui est le plus à même de connaître les ressources des budgets locaux. Ainsi, le rattachement des services d'hygiène au ministère de l'intérieur aurait cet avantage considérable de rapprocher l'élément consultatif, l'élément d'exécution et l'élément financier, c'est-à-dire les trois éléments nécessaires à la conception et à l'entreprise de tous les travaux publics.

Nous indiquerons une troisième considération, moins directe, mais qui n'en a pas moins une certaine valeur. L'hygiène est étroitement liée à l'assistance. Non seulement la distribution des médicaments aux malades pauvres est une question commune aux deux services et placée, nous l'avons vu, dans les attributions des conseils d'hygiène, mais la salubrité publique est intéressée au premier chef dans les questions d'hospices, d'hôpitaux, de dépôts de mendicité, etc. Tous ces établissements doivent être construits suivant des règles d'hygiène favorables aux individus qu'ils sont destinés à recevoir, et installés de manière à ne pas porter préjudice à la salubrité des habitations environnantes. En ce qui concerne les pavillons isolés et les hôpitaux spéciaux pour les affections contagieuses, le service de l'assistance s'inspirera utilement des avis que le service de l'hygiène est capable de lui donner, au point de vue de la disposition des salles et de la situation des bâtiments, afin, d'une part, de placer les malades qui devront y être traités dans des conditions favorables à leur guérison, et, d'autre part, de préserver le voisinage des germes morbides à la diffusion desquels ces établissements sont destinés à obvier. Ces deux services sont donc propres à se prêter un mutuel concours ; mais ce mutuel concours ne sera efficace que s'ils sont voisins l'un de l'autre, et pour ainsi dire porte à porte, de façon à pouvoir se livrer à une étude simultanée des affaires qui les intéressent tous deux. De même les services pénitentiaires qui dépendent également du ministère de l'intérieur pourraient ainsi bénéficier de ce voisinage, en ce qui touche la salubrité des prisons.

Mais, dira-t-on, le rattachement que vous sollicitez ne pourra s'effectuer à l'égard de tous les services intéressant la santé publique. La police sanitaire maritime, prétendrez-vous la placer également entre les mains du ministre de l'intérieur ? N'intéresse-t-elle pas le mouvement de nos ports, et, par conséquent, notre commerce ? N'est-ce pas un contre-sens que de confier au ministre de l'intérieur la surveillance des provenances de l'étranger ? Cette objection nous touche très peu ; la police sanitaire maritime concourt au même but que les autres services d'hygiène : elle protège la salubrité du pays contre la contagion qui peut lui être apportée de l'étranger, de même que les services intérieurs la préservent à l'égard des maladies pouvant provenir des conditions atmosphériques ou de l'alimentation ou du danger de certaines professions industrielles. Les conseils sanitaires renferment, il est vrai, des membres nommés par les chambres de commerce ; mais ils comportent aussi, et en nombre égal, des membres élus par les conseils municipaux, et la présidence de droit en est confiée au préfet ou au sous-préfet, ce qui montre bien la nature des questions livrées aux études de ces corps consultatifs. Allons plus loin : les intérêts que le service sanitaire doit défendre sont diamétralement opposés aux intérêts immédiats du commerce qui rencontre des entraves dans la sévérité des quarantaines ; placer ce service au ministère du commerce, c'est l'exposer à des influences pouvant, en certaines circonstances, le faire dévier de son but.

Notre conclusion, au point de vue de l'organisation de l'hygiène publique, est donc en faveur de la création d'une direction réunissant tous les services et placée au ministère de l'intérieur. Nous ne méconnaissons pas les difficultés de cette réforme. Mais nous avons confiance dans le désintéressement de tous ceux à qui la pratique des affaires a précisément permis de constater les défauts des services d'hygiène, et nous sommes persuadé qu'ils ne reculeront pas devant les sacrifices nécessaires à l'utilité générale [1].

VIII.

Constituer cette direction, est la première réforme à accomplir.

Une fois la centralisation des services opérée, il sera plus facile de rechercher si les pouvoirs de l'administration et les devoirs imposés aux citoyens sont ce qu'ils devraient être, et s'il n'y a pas lieu de remanier, en elle-même, notre législation sanitaire. Le directeur de l'hygiène

---

1. Le rattachement des services d'hygiène au ministère de l'intérieur ne se présente pas comme une innovation, si on se reporte aux précédents historiques. Ces services ont en effet été placés à ce ministère jusqu'aux ordonnances du 13 et du 17 mars 1831 qui rétablirent le ministère du commerce, créé une première fois par le décret du 22 juin 1811 et supprimé par l'ordonnance du 8 août 1829. L'ordonnance du 17 mars 1831 réduisait considérablement les attributions du département de l'intérieur en les faisant passer presque toutes au commerce. Celle du 6 avril 1834 rendit à l'intérieur une portion des services qui lui appartenaient

publique pourra proposer au ministre de l'intérieur des modifications formant l'objet de projets de lois.

La note de M. Alphand proposait de créer, à la place des conseils d'hygiène dont les attributions sont purement consultatives, des commissions de département, d'arrondissement et de canton, qui auraient un pouvoir propre. Il y a certainement là une question à étudier. Toutefois, nous croyons qu'il y aura lieu de voir si un service d'hygiène fortement constitué auprès du ministre de l'intérieur, disposant par les préfets des moyens d'exécution, ne permettrait pas d'arriver à un résultat satisfaisant, sans déléguer à des conseils non responsables une partie du pouvoir exécutif. On pourra d'ailleurs étudier un mode de nomination de ces divers corps consultatifs qui les rende indépendants des agents dont ils doivent provoquer l'action.

Dans les lois spéciales sur les questions sanitaires, il y a certainement des réformes qui s'imposent. Il nous est impossible, dans une étude aussi rapide, d'entrer dans le détail de tous les points qui doivent sous ce rapport attirer l'attention. Nous nous contenterons de tracer en quelque sorte le cadre des réformes à accomplir. Quel doit être le but de la législation sanitaire ? Mettre les individus à l'abri des causes des maladies. Or, les causes des maladies peuvent se grouper en quatre classes : 1º les conditions atmosphériques des localités ou des logements ; 2º l'alimentation ; 3º la vie journalière et la profession ; 4º la contagion. Le législateur, en matière d'hygiène publique, doit s'efforcer de remédier à ces quatre causes.

1º En ce qui concerne les conditions atmosphériques des localités et des logements, il y a deux questions à étudier, mais qui se touchent de très près : la salubrité des agglomérations en elles-mêmes, la salubrité des habitations qu'elles renferment.

La salubrité des villes exige deux catégories d'actes de la part de l'autorité : des mesures de police, et des travaux d'assainissement con-

---

auparavant, et entre autres, les services d'assistance, mais laissa au commerce l'administration sanitaire. Ce système fut confirmé par l'ordonnance du 16 décembre 1844 qui régla l'organisation du ministère du commerce, et plaça les services d'hygiène à la direction du commerce intérieur. C'est l'état de choses actuel ; mais nous avons tenu à indiquer comment on y était arrivé, afin de bien faire voir que le rattachement en question ne ferait que restituer au ministère de l'intérieur des attributions qui lui ont longtemps appartenu.

Dans un savant mémoire présenté au conseil d'hygiène du Calvados, M. Monod, préfet de ce département, est arrivé, nous sommes heureux de le constater, exactement aux mêmes conclusions que nous.

sistant à élargir les voies, à créer des égouts ou à en perfectionner le système, etc. Cette dernière question est d'une importance capitale pour la salubrité des grandes villes : il faut qu'elles trouvent le moyen de se débarrasser de leurs déjections, de les envoyer au loin après les avoir rendues incapables de nuire. C'est pourquoi bien des corps savants, bien des commissions s'en préoccupent en ce moment, recherchent comment on pourrait disposer les égouts de manière à y envoyer toutes les matières nuisibles, et comment ensuite il serait possible d'en épurer les eaux. Lorsque cette question aura été résolue, il y aura lieu pour les pouvoirs publics d'intervenir et de rendre obligatoire le procédé qui aura été reconnu le meilleur.

Il faut aussi préserver les agglomérations des causes d'insalubrité tenant aux établissements industriels. Le législateur devra encore ici s'inspirer des données de la science pour perfectionner les règles sur les établissements insalubres qui demanderaient à être complétées. Les abattoirs, les fabriques d'engrais et de poudrette sont, dans bien des cas, préjudiciables à la santé publique : il serait certainement possible de trouver un certain nombre de conditions générales auxquelles on donnerait place dans une loi ou un règlement et qui permettraient de n'accorder les autorisations qu'avec certitude de ne pas nuire à la salubrité.

Et la législation des sépultures ? Certes, nous ne sommes plus au temps où le cimetière des Innocents répandait, en plein centre de Paris, ses émanations putrides. Mais les décrets du 23 prairial an XII et du 7 mars 1808 sont insuffisants pour régir, d'une manière complète, la police des inhumations, et particulièrement le transport des personnes décédées, laissé aux règlements municipaux et qui, en cas de décès par maladie contagieuse, ne devrait être effectué qu'avec les plus grandes précautions. Bien plus, n'y a-t-il pas danger à renfermer dans le sol des germes morbides qui, si profondément qu'ils y soient placés, peuvent reparaître à la surface et passer des cadavres des morts dans l'organisme des vivants ? Nous touchons là une question délicate : celle de la crémation. Nous la croyons digne d'être étudiée, et susceptible d'être résolue en France, puisqu'elle l'a déjà été en Italie et en Allemagne. Nous espérons qu'elle pourra passer dans nos lois à l'état de régime facultatif en temps ordinaire, obligatoire en temps d'épidémie.

Quant à la salubrité des logements en eux-mêmes, c'est là surtout qu'il y a des réformes à accomplir. Nous avons déjà signalé les principales lacunes de la loi de 1850 : cette loi, en effet, ne s'applique

qu'aux logements en location ; elle est facultative en ce sens que
les conseils municipaux ne sont pas obligés de nommer une commission des logements insalubres ; aussi la loi ne reçoit son application
que dans deux villes, Paris et Lille ; et encore cette application est
très défectueuse, à cause de la longueur des délais accordés aux propriétaires. De plus, la loi ne définit pas les causes d'insalubrité : le
législateur a sans doute voulu être large sous ce rapport, mais il voit
souvent restreindre ses dispositions par la jurisprudence. C'est ainsi
que le Conseil d'État a jugé que l'absence d'eau ne constituait pas une
cause d'insalubrité inhérente à l'immeuble, à laquelle on puisse remédier par des travaux ordonnés en vertu de la loi de 1850 [1].

Une proposition de réforme de cette législation a été présentée à la
Chambre des députés par M. Martin Nadaud, dans la séance du 5 décembre 1881, et renvoyée à une commission qui y a introduit d'assez
nombreuses modifications. D'autre part, la commission des logements insalubres de Paris a nommé une sous-commission dont les
travaux ont abouti à un autre projet de réforme. Ces deux projets ont
de nombreux points communs : application de la législation à tous les
logements, quel que soit l'occupant, précision plus grande dans la
détermination des causes d'insalubrité, abréviation des délais, obliga-
tion pour le conseil de préfecture de prendre, avant de statuer, l'avis
du conseil d'hygiène. Il y a lieu d'espérer que le Parlement ne tardera
pas à s'occuper de cette importante question.

Que l'on fasse donc une loi plus parfaite pour réprimer l'insalubrité
des logements ; mais il ne faut pas oublier les mesures préventives
qui peuvent diminuer les cas où cette répression sera nécessaire. Nous
avons signalé les règlements sur les constructions qui existent dans
les pays étrangers et qui sont bien autrement complets que les nôtres.
Il faut prendre modèle sur ces règlements et édicter des mesures sé-
rieuses qui évitent la *construction* de logements insalubres qu'il faudrait assainir après coup.

2° La deuxième cause de maladies est l'alimentation insalubre. Ici,
grâce à l'active surveillance des autorités municipales, on est arrivé à
d'assez bons résultats. La loi du 21 juillet 1881, sur les épizooties, a
d'ailleurs rendu obligatoire, dans les marchés à bestiaux, l'inspection
d'un vétérinaire, et par les autres mesures énergiques qu'elle a édic-

---

1. Conseil d'État 11 novembre 1881.

tées, elle remédie d'une manière efficace à la diffusion des maladies qui rendent la viande malsaine.

3° Quant aux conditions de la vie journalière et de la profession, l'intervention du législateur ne peut pas être aussi complète qu'en une autre matière ; il est en effet assez difficile d'exercer une inquisition sur les individus pour savoir de quelle manière ils vivent, à quels travaux ils se livrent. Il faut se borner à protéger spécialement les enfants et les femmes. En ce qui concerne ces dernières, nous croyons que l'œuvre du législateur de 1874 pourrait utilement être complétée en interdisant de les faire travailler la nuit. Quant aux individus mâles adultes, la seule disposition sur leur travail est la limitation de la journée à 12 heures par la loi de 1848. En 1881, on a discuté au Sénat une proposition tendant à réduire cette durée[1] : elle n'a pas abouti. Nous ne croyons pas que l'intérêt général demande de la reprendre, et nous engageons plutôt les pouvoirs publics à se préoccuper des êtres dont la faiblesse naturelle mérite une protection spéciale.

4° Enfin, la contagion doit appeler l'attention du législateur, afin de prévenir les ravages des épidémies. Nous avons vu que les pouvoirs de l'administration en cette matière, si vastes qu'ils soient, manquent de netteté ; il y a lieu de les préciser au moyen d'une loi qui pourrait en outre rendre obligatoires certaines mesures de préservation, telles que la vaccine[2].

Nous venons d'embrasser d'un coup d'œil un champ bien vaste de réformes sur lesquelles devront s'exercer les travaux et l'activité des pouvoirs publics. Quelle œuvre en effet est plus digne de leur sollicitude ? Nous ajouterons, en concluant, une troisième considération dont le législateur doit se pénétrer. La population de notre pays s'accroît très peu : il n'est pas besoin d'être versé dans la science du statisticien pour savoir combien la France est inférieure sous ce rapport aux pays étrangers. Quelques-uns proposent des lois pour accroître les naissances : on travaillera plus utilement à remédier au mal en étudiant les moyens de diminuer la mortalité.

---

1. Voir *Revue générale d'administration*, 1883, t. III, p. 262.

2. Une proposition de loi sur la vaccination obligatoire, présentée par M. Liouville, a été prise en considération à la Chambre des députés, mais il n'y a pas été donné suite.

Nancy, imprimerie Berger-Levrault et Cie

9 782019 943851